MÉMOIRE

SUR L'ÉTIOLOGIE

DU PIED-BOT;

PAR FERDINAND MARTIN,

Chirurgien-Orthopédiste-Mécanicien de l'Hôpital Royal des Invalides ; Lauréat de l'Institut.

Atlas.

PARIS,

CHEZ L'AUTEUR, RUE DES VIEUX-AUGUSTINS, 18;

ET CHEZ GERMER-BAILLIÈRE, LIBRAIRE, RUE DE L'ÉCOLE-DE-MÉDECINE, 13.

1839

EXPLICATION DES FIGURES.

FIGURE 1. Position normale du fœtus dans la matrice.

FIGURE 2. Position normale du fœtus favorisant le développement de deux pieds-bots en dedans (*vari*).

FIGURE 3. Même sujet vu de profil.

FIGURE 4. Position normale favorisant le développement d'un seul pied-bot en dedans (*varus*).

FIGURE 5. Position normale favorisant le développement du pied-bot en dehors (*valgus*).

FIGURE 6. Fœtus pieds-bots et mains-bots, d'après M. le professeur Cruveilher.

FIGURE 7. Fœtus ayant les membres inférieurs ankylosés, les pieds dépassant le sommet de la tête et pieds-bots (*vari*).

FIGURE 8. Fœtus ayant les jambes dans l'extension, les pieds arc-boutés sur les orbites et pieds-bots, l'un *varus* et l'autre *valgus*.

FIGURE 8 *bis*. Le même sujet vu la tête relevée par une érigne.

FIGURE 9. Fœtus pieds-bots, avec arrêt de développement aux orteils et aux doigts, occasionné par un enroulement du cordon ombilical autour de la jambe.

FIGURE 9 *bis*. Le même sujet observé, avec M. Blandin, à l'âge de 22 mois.

FIGURE 10. Pied-bot présentant des constrictions circulaires autour de la jambe, déterminées probablement par des brides placentaires.

FIGURE 11. Fœtus pieds-bots et présentant une flexion exagérée du poignet.

Paris. — Imprimerie de D'URTUBIE et WORMS, rue St-Pierre-Montmartre, 17.

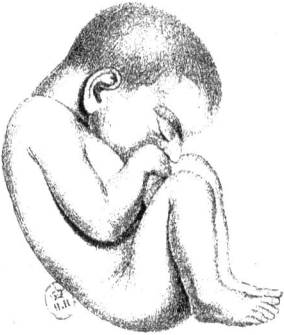

Fig. 1.

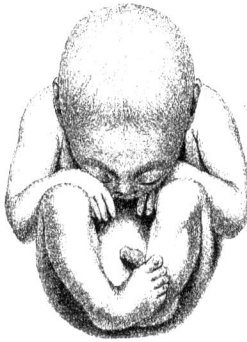

Fig. 2.

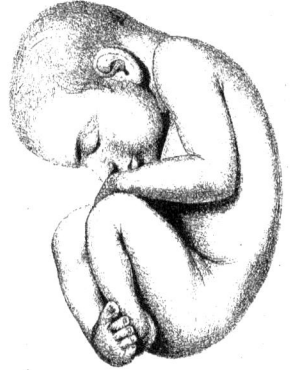

Fig. 3.

Lith. de Thierry Frères Cité Bergère Nº 1

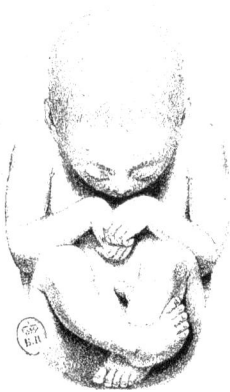

Fig 4.

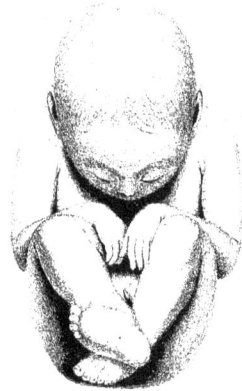

Fig 5.

Lith. de Thierry frères.

Fig. 6.

Fig. 7.

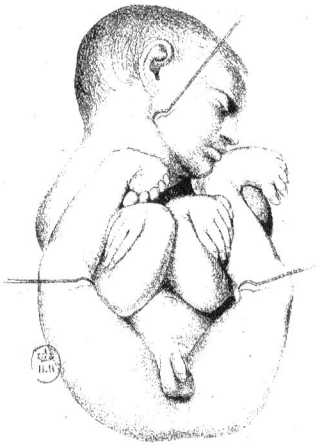

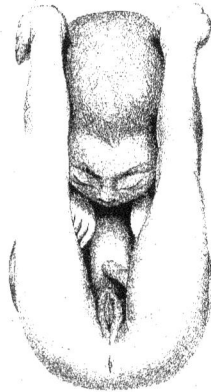

Lith. de Thierry frères.

Fig. 8.

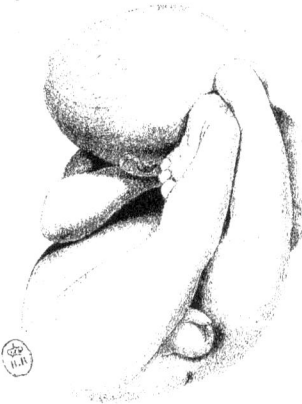

Fig. 8 bis.

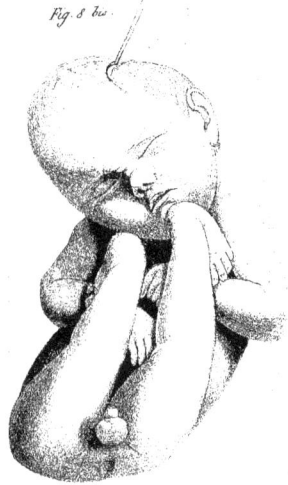

Lith. de Thierry frères

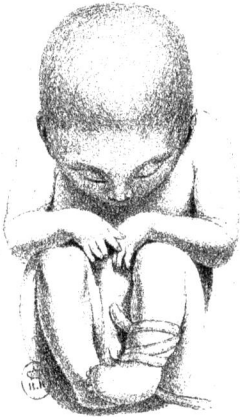

Fig. 9.

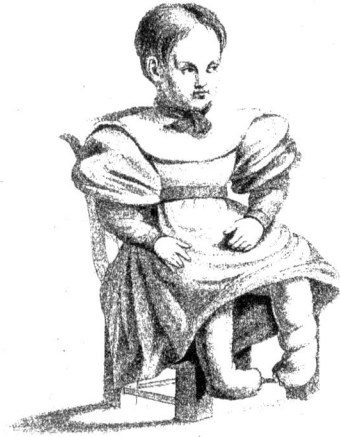

Fig. 9 bis.

Lith. de Thierry frères.

Fig 11

Fig 10.

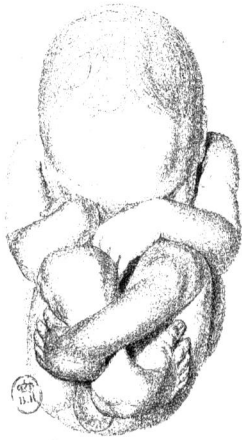

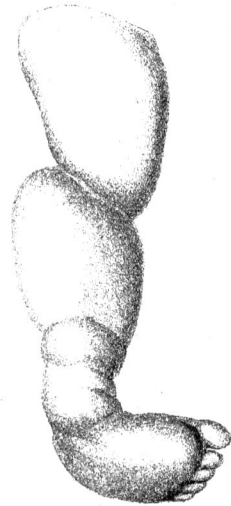

Lith. de Thierry Frères.